NOUVEAU PROCÉDÉ

DE

PRÉPARATION DE L'OXYHÉMOGLOBINE

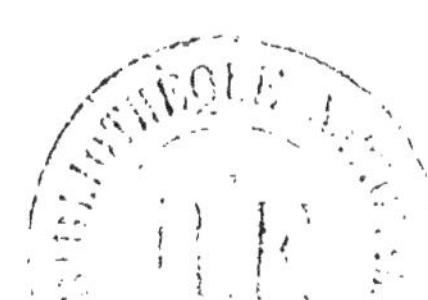

PAR

M. MAYET

Professeur à la Faculté de médecine de Lyon.

Mémoire présenté à la Société des Sciences médicales.

LYON
ASSOCIATION TYPOGRAPHIQUE
F. PLAN, RUE DE LA BARRE, 12.

1890

NOUVEAU PROCÉDÉ

DE

PRÉPARATION DE L'OXYHÉMOGLOBINE

PAR

M. MAYET

Professeur à la Faculté de médecine de Lyon.

Mémoire présenté à la Société des Sciences médicales.

LYON

ASSOCIATION TYPOGRAPHIQUE

F. PLAN, RUE DE LA BARRE, 12.

1890

NOUVEAU PROCÉDÉ

DE

PRÉPARATION DE L'OXYHÉMOGLOBINE

Un bon procédé de préparation de l'hémoglobine à l'état de pureté est le point de départ nécessaire d'une multitude de recherches de première importance, parmi lesquelles il suffit de rappeler les suivantes :

1° Connaissance de la formule exacte de ce corps, de ses différences de composition élémentaire suivant les espèces animales et de sa constitution moléculaire.

2° Appréciation rigoureuse de sa contenance en oxygène faiblement combiné, et de la capacité d'absorption pour ce gaz de l'hémoglobine réduite.

3° Étude du rôle de ce principe sous ses deux états d'oxydation et de réduction dans les échanges gazeux du sang, soit dans les poumons, soit dans les tissus.

4° Bases précises pour les méthodes de dosage de cette substance dans le sang à l'état normal et pathologique.

S'il est facile de faire des préparations microscopiques d'oxyhémoglobine cristallisée avec le sang de cobaye, de rat, de chien, uniquement pour observer les cristaux plus ou moins parfaits, il n'en est pas de même de la préparation en grand à l'état de pureté. Il est surtout difficile d'obtenir ce résultat pour le sang humain.

Poursuivant l'idée de réaliser ce *desideratum*, nous avons dû, pour procéder logiquement, trouver d'abord une méthode qui permette d'obtenir de grandes quantités de cette substance absolument pure au moyen du sang des animaux qui la fournissent plus aisément.

Ce sera un point de départ pour nos recherches relatives au sang humain auquel certains résultats déjà obtenus sont certainement applicables, ainsi que nous l'indiquerons.

On a imaginé pour isoler l'hémoglobine des sangs qui la fournissent à l'état cristallin au moins une vingtaine de procédés, presque tous imparfaits ou peu pratiques, exposant à son altération, ou ne permettant pas sa purification facile, même celui récemment préconisé par Zinoffski (1), qui l'a emprunté à Al. Schmidt en le perfectionnant.

Quoique cet auteur l'ait utilisé pour une étude remarquable sur la composition élémentaire de ce corps, l'emploi de la chaleur et de l'ammoniaque dont il fait usage exigent des précautions trop minutieuses et exposent trop à l'altération de l'hémoglobine.

Le plus facilement applicable et celui qui donnait jusqu'à présent les meilleurs résultats, était celui d'Hoppe-Seyler (2), qui lui a permis d'étudier le premier à peu près complètement la matière colorante du sang.

Exposer et discuter tous les autres nous entraînerait trop loin. Nous nous contenterons de comparer celui que nous allons exposer à ce dernier dont il se rapproche en partie, quoique en différant par des points essentiels.

Nous croyons le nôtre plus apte à fournir un produit pur, but auquel doivent tendre d'abord tous ceux qui veulent étudier l'hémoglobine sans s'exposer à commettre des erreurs.

Nous ne l'avons jusqu'à présent appliqué avec succès complet qu'au sang de chien et de cheval, mais nous pouvons affirmer qu'il donnerait de bons résultats pour tous les sangs à matière colorante facilement cristallisable, comme ceux de cobaye et de rat.

(1) Zinoffsky. *Zeitschrift f. physiologisch chemie*, 29 juillet 1885.

(2) Hoppe-Seyler. *Med. chem. Untersunchungen*, t. 1, p. 169, *Jaresbericht*, 1867, p. 398, et *Virchow's Arch.*, t. XXIII, p. 446.

Nous n'en avons encore fait que quelques essais dans son application au sang humain. Il devra pour cet objet subir quelques modifications qui sont encore à l'étude, mais nous pouvons dès à présent espérer qu'il présentera, même pour l'hémoglobine humaine, si difficile à obtenir à l'état cristallin, une véritable supériorité.

Nous devons d'abord indiquer que le corps à préparer est l'oxyhémoglobine, c'est-à-dire la matière colorante à son maximum d'oxydation, absolument sans mélange avec l'hémoglobine proprement dite ou hémoglobine réduite.

La plupart des observateurs n'ont pas assez tenu compte de ce fait que le sang artériel lui-même contient une notable proportion de ce dernier corps, et que celle-ci est cristallisable dans les mêmes formes que le premier, surtout quand il est mélangé avec lui (1).

Cette oxydation totale que nous obtenons par une méthode indiquée plus loin est d'une importance capitale pour arriver à un produit absolument fixe dans sa composition, condition nécessaire pour l'étude de tous les points que nous avons indiqués en commençant.

De plus, la cristallisabilité de l'oxyhémoglobine, absolument débarrassée d'hémoglobine réduite, étant plus facile et plus parfaite, on a par ce moyen beaucoup plus de chance de la débarrasser de toute substance étrangère.

En raison de cette condition à réaliser, il vaut beaucoup mieux employer le sang artériel qui contient le minimum d'hémoglobine réduite quoiqu'il en contienne encore. Cela est facile pour le chien, mais difficile pour le cheval dont le sang est obtenu, soit par une saignée de la jugulaire, soit à l'abattoir, et est dans le premier cas du sang veineux pur, dans le second du sang mixte veineux et artériel, les bouchers coupant à la fois la jugulaire et la carotide. Il faudra dans les deux cas oxyder l'hémoglobine, cela sera nécessaire surtout dans le second.

(1) Hoppe-Seyler (*loc. cit.*) a contesté la cristallisabilité de l'hémoglobine réduite, mais Kühne l'a démontrée.

DÉTAILS DE L'OPÉRATION.

1° *Lavages des globules ; liquides à employer.*

Qu'il ait affaire au sang artériel de chien ou au sang mixte ou veineux de cheval, Hoppe-Seyler soumet les globules rouges en premier lieu à l'opération du lavage, afin que ces éléments soient séparés le plus possible du sérum.

Il considère qu'il obtient ainsi des conditions beaucoup plus favorables à la pureté du produit. Zinoffsky rejette le lavage pour le sang de cheval, et les motifs qu'il en donne sont assez valables. On peut en effet dans ce sang (en le maintenant 4 heures à la température de 0° pour éviter l'altération de la matière colorante), se débarrasser des 2/3 au moins du sérum ; en raison de la précieuse propriété qu'il présente de permettre la séparation spontanée des hématies qui tombent au fond du récipient. Le cruor ainsi obtenu pourra sans grand inconvénient être traité par le dissolvant qui doit amener le départ de l'hémoglobine, et l'on aura l'avantage d'éviter la perte d'une certaine quantité de cette substance qui se produit infailliblement pendant l'opération du lavage. L'impureté plus grande ou la cristallisation plus imparfaite qui seraient dues au sérum restant seront compensées en opérant, ainsi que nous le dirons, une recristallisation de plus.

Zinoffsky a démontré par l'expérience qu'on obtenait une quantité notablement plus grande d'hémoglobine de cheval en n'employant pas le lavage. Nous pourrons ajouter aux raisons qu'il en donne ce fait résultant de nos observations personnelles que les globules du cheval sont beaucoup plus altérables dans les liquides de lavage que les globules de chien et d'homme et qu'il arrive souvent, si l'on a affaire à un animal très vieux ou affaibli, que le liquide de lavage les détruit complètement et fait absolument manquer l'opération. Dans les cas les plus favorables, on perd toujours en lavant les globules de cheval une notable proportion de ces éléments et les produits de leur dissolution rendent la solution d'hémoglobine plus difficile à purifier.

Cependant, cette opération du lavage peut avoir des avantages qui compensent ses inconvénients, même pour le sang de cheval, quand elle est faite dans de bonnes conditions.

Pour le sang de chien, la séparation de la plus grande partie du sérum n'est pas possible par simple décantation, et il y aurait de sérieux inconvénients pour la pureté du produit et pour la régularité de la cristallisation à s'en passer. Il en est de même pour le sang humain.

Hoppe-Seyler se sert pour laver les globules d'une solution composée d'une partie de solution saturée de chlorure de sodium et de 10 parties d'eau distillée (soit une solution de 2,5 °/₀ environ, employés dans la proportion de 10 à 19 parties pour 1 partie de sang.

Pour le sang de chien et d'homme, je substitue à ce liquide une solution de sulfate de soude anhydre et pur, parfaitement desséché dans la proportion de 2 de ce sel pour 100 d'eau. La raison de cette substitution m'a été fournie par mes observations sur l'action des sels neutres en solution à divers titres sur ces hématies.

J'ai constaté que pendant les 5 jours nécessaires pour que les globules se soient bien rassemblés au fond du vase où se fait le lavage, le chlorure de sodium attaque et dissout notablement le stroma de la plupart des globules chez le chien et l'homme et en désagrège complètement un certain nombre en même temps qu'une quantité très notable d'hémoglobine se diffuse dans le liquide de lavage. Il en résulte le double inconvénient d'une perte de matière colorante et d'une impureté plus grande de la solution de ce corps obtenue, car une partie des principes des stromas y restant mélangée à l'état dissous. Cela donne un cruor visqueux où il y a évidemment de la globuline en solution.

De nombreuses observations m'ont appris au contraire que le sulfate de soude à 2 pour 100 conserve très longtemps la plus grande partie des globules dans leur intégrité en donnant aux stromas une forme plus ou moins irrégulière et globuleuse mais une fermeté et une rigidité marquées qui s'opposent à leur dissolution et à la diffusion de l'hémoglobine, tout en n'empêchant nullement l'action des réactifs sur eux. Le cruor fourni ainsi n'est nullement visqueux, quoique épais. Il reste en outre d'un rouge beaucoup plus vif.

La quantité de solution de sulfate de soude que j'emploie est de 14 fois le volume du sang à traiter. Cette proportion est suffisante pour un bon lavage.

Hoppe-Seyler considère le sulfate de soude comme plus altérant des hématies que le chlorure de sodium.

J'ai étudié assez longuement la question pour affirmer qu'il n'en est rien, au moins pour le sang de chien et d'homme. La proposition n'est exacte que pour le sang de cheval dans quelques cas. Mais très souvent le sang de cet animal se prête bien au lavage par le sulfate de soude.

Le lavage doit être fait à la température de 0°, sous peine d'altérer l'hémoglobine et de la transformer en méthémoglobine et même partiellement en hématine. Le meilleur, si la température extérieure est supérieure à 0°, est, comme l'a indiqué Hoppe-Seyler, de plonger le récipient dans un autre grand vase contenant de l'eau et constamment assez de glace pour la maintenir à 0° ou tout au moins à une température très voisine, car il est difficile de maintenir constamment le fond à 0° où s'accumule l'eau de fusion à son maximum de densité, c'est-à-dire à une température de +4° au moins et parfois 4 et 5°.

Par le repos pendant cinq jours, les globules rouges se précipitent au fond du liquide, formant une couche de cruor où il ne reste que très peu de mélange de sérum et de liquide de lavage interposé entre ces éléments, ce qui réalise une première condition de pureté de l'hémoglobine.

Hoppe-Seyler sépare alors aussi bien que possible la couche liquide sus-jacente au moyen d'un siphon plongé, avant d'être amorcé jusque près de la surface de la couche de cruor.

Cette séparation ne peut jamais être absolument complète, sans qu'on s'expose à perdre une notable quantité de cruor par l'aspiration ; aussi allons-nous indiquer un procédé pour obvier à cet inconvénient du siphon. Le liquide enlevé n'est d'ailleurs jamais absolument incolore; il contient toujours un certain nombre de débris de globules désagrégés, un peu d'hémoglobine diffusée et des globules rouges peu denses qui restent en suspension.

Pour le sang de cheval, avons-nous dit, le lavage n'est pas absolument indispensable. Les globules tombent en 5 heures au fond du vase, les 2/3 ou un peu plus du sérum peuvent être enlevés à la pipette ou au siphon, les globules ne s'altèrent pas pourvu qu'on maintienne le sang à 0° en plongeant le récipient dans l'eau glacée.

On obtiendra cependant plus de garanties de pureté en lavant le cruor. Le sulfate de soude réussissant moins bien, parfois dans ce cas que le liquide d'Hoppe-Seyler, on peut préfèrer celui-ci. Il faut éviter avec un soin extrême que la température du mélange s'élève au-dessus de 0°, car les globules de cheval deviennent beaucoup plus facilement altérables par la moindre élévation de température. Pour ce sang, déjà privé des 2/3 de son sérum, on a l'avantage de pouvoir n'employer que 4 ou 5 fois son volume primitif de liquide laveur, tout en obtenant un résultat aussi parfait.

J'ai fait des essais avec un grand nombre de liquides laveurs.

Peut-être le phosphate de soude à 2 % pourra-t-il être avantageusement substitué au sulfate de soude, mais je ne suis pas encore certain qu'il en soit ainsi. Contre mon attente un liquide complexe, composé exactement des mêmes sels que ceux qui sont dans le sérum et dans la même proportion m'a donné de mauvais résultats jusqu'à présent.

Ce sera une question à revoir. Pour le moment, je m'en tiens au sulfate de soude pour le sang de chien et d'homme et au chlorure de sodium pour celui de cheval.

2° *Récipient dans lequel se fait le lavage.*

Hoppe-Seyler n'indique pas de vase spécial pour cette opération. L'emploi d'un vase à précipiter ou d'un flacon a des inconvénients sérieux.

Une fois les globules descendus au fond, il est très difficile de séparer complètement le liquide de lavage. Le siphon ou la pipette, ou ne les enlèvent pas complètement, ou aspirent avec lui une notable quantité de cruor, et surtout sont très difficiles à employer sans remélanger les deux liquides.

Pour obvier à ces inconvénients, j'ai fait fabriquer un grand vase cylindrique en verre de la capacité de 3 litres, terminé à son extrémité inférieure en forme de cône à parois très obliques, puis par un cylindre de 3 centimètres environ de diamètre et de 15 centimètres de long. Au niveau du point où le cylindre s'unit au cône existe une tubulure latérale, dont le centre correspond exactement à ce point. Une autre tubulure ou goulot termine la portion cylindrique. Les deux orifices, le latéral et l'inférieur, sont munis chacun d'un bouchon de caoutchouc percé portant un robinet de verre (fig. I).

Ce vase présente les avantages suivants pour le lavage des globules :

La forme allongée permet de l'introduire dans une cuve en bois de $0^{m},80$ de haut sur $0^{m},30$ de diamètre, à parois très épaisses de $0^{m},05$ environ, que j'ai fait construire à cet effet. Dans cette cuve munie d'un couvercle de bois on place autour de lui de la glace dans de bonnes conditions de défense contre la température extérieure, en raison de l'épaisseur des parois et de leur peu de conductibilité.

Le cône inférieur du récipient favorise le glissement des globules qui se réunissent dans la partie cylindrique étroite dont le volume représente environ 70 à 80 centimètres cubes. Le cruor qui le remplit sous la forme d'un liquide épais représente environ le quart du sang employé qui peut avoir un volume de 200 centimètres cubes.

La tubulure latérale permet, une fois que les globules se sont rassemblés, d'évacuer le liquide de lavage par le robinet dont elle est munie sans aucun mélange avec le cruor.

Le robinet inférieur permet ensuite d'évacuer le cruor aussi pur que possible, c'est-à-dire ne retenant qu'un peu de solution de sulfate de soude interposée et des traces de sérum, ce qui est inévitable.

3° *Traitement par le réactif séparant l'hémoglobine du stroma des globules.*

Une fois le lavage des globules opéré, ou bien après simple séparation du sérum surnageant pour le sang de cheval, on procède au traitement du cruor par le liquide qui, agité vivement avec lui, doit mettre en liberté l'hémoglobine et la faire passer à l'état de solution aqueuse presque pure suffisamment concentrée.

Les liquides qui permettent d'arriver à cet effet sont ceux qui s'emparent d'une partie des principes qui sont unis au stroma ou charpente albuminoïde du globule, et ceux qui sont exclusivement applicables sont ceux qui ne dissolvent pas simultanément l'hémoglobine.

A quel état que soit l'hémoglobine dans les hématies, question qui n'est pas encore résolue, elle nous présente cette remarquable particularité de quitter la charpente globulaire dès qu'on enlève les autres principes qui lui sont unis, soit les matières salines, soit les graisses : cholestérine et lécithine.

L'eau fait diffuser l'hémoglobine, mais elle a trois inconvénients : 1° Cette diffusion ne peut être obtenue notablement que par un excès de ce dissolvant qui donne des solutions trop étendues d'hémoglobine qu'on ne peut faire cristalliser, leur concentration étant impossible sans altérer cette substance ; 2° Les stromas ne peuvent être séparés de la solution ainsi obtenue, car ils restent ductiles et passent à travers les filtres, et cela est un obstacle à la cristallisation régulière ; 3° L'eau ne s'empare pas des matières grasses, principale cause d'impureté. Il faut donc s'adresser à un dissolvant qui, tout en mettant en liberté l'hémoglobine et permettant sa dissolution dans l'eau qu'on ajoute au mélange en petite quantité, s'empare des principes gras et permette la séparation facile des stromas.

L'éther employé pour ce but dans le procédé d'Hoppe-Seyler a de sérieux inconvénients qu'il est facile de démontrer. Alors même qu'on a la précaution de n'employer que de l'éther absolument pur récemment distillé après avoir séjourné sur la soude caustique et en ne recueillant que les 2/3 du produit de la distillation, ce liquide altère toujours un peu l'hémoglobine, la transforme partiellement en méthémoglobine, ainsi qu'en témoigne la couleur foncée qu'elle prend sous son influence et nuit à la pureté du produit.

Cette action est due à la propriété qu'a ce liquide de se charger d'oxygène ozonisé, altérant énergique de l'hémoglobine.

La benzine présente sur lui les avantages suivants : elle n'altère nullement la matière colorante ; elle est un dissolvant très bon des graisses, de la lecithine et de la cholestérine, tandis que l'éther dissout bien la cholestérine seule, mais la lécithine très incomplètement.

L'union de l'hémoglobine avec le stroma est, avons-nous dit, intimément liée è la présence des graisses et celle des matières salines.

L'éther détruit bien cette union, mais n'a pas l'avantage d'empêcher l'hémoglobine d'emporter avec elle une certaine quantité de graisse phosphorée principale cause d'impureté du produit et dont il est excessivement difficile de se débarrasser.

Enfin si le contact de l'éther avec l'hémoglobine est prolongé, qu'on agite trop longtemps le mélange, on détruit complètement l'hémoglobine.

Preyer a, en effet, démontré, et il est facile de le vérifier expérimentalement que l'hémoglobine se dédouble en albuminoïde (probablement analogue à la globuline). et en hématine dans ces conditiobs.

Les procédés de préparation de l'hématine, et spécialement un de ceux de mon savant collègue Cazeneuve, reposent en partie sur cette propriété.

La benzine peut, au contraire, être agitée indéfiniment avec une solution d'hémoglobine sans amener son altération.

Tous ces arguments démontrent surabondamment la supériorité du réactif que je préconise. Il suffit pour s'en convaincre de traiter simultanément le même sang d'un côté pour la benzine, de l'autre par l'éther. Alors même qu'on a pris la précaution de se servir d'éther absolument exempt de la moindre trace d'acide, le sang traité par la benzine reste d'un rouge rutilant magnifique, tandis que le sang traité par l'éther devient d'un rouge sombre et contient certainement une notable proportion de méthémoglobine.

On ne pourrait opposer à l'emploi de la benzine qu'un seul motif : la difficulté qu'on éprouve à obtenir ce liquide à l'état de pureté, condition essentielle de succès. Heureusement la benzine est préparée à Lyon industriellement pour les besoins de la teinture à un degré de pureté assez grand. Elle ne contient que des traces de thiophène, corps qu'on a une grande peine à lui enlever complètement (ainsi qu'a bien voulu me l'indiquer M. Hugounenq), mais ce corps ne nuit en rien pour la préparation de l'hémoglobine.

La benzine qui m'a été envoyée comme pure de Paris contient de l'acide phénique et des matières goudronneuses qui la rendent absolument impropre à cet usage.

Quand on emploie la benzine de Lyon, la solution d'hémoglobine a toujours une couleur magnifique d'un rouge vermillon qui contraste avec la teinte brune de celle qui est fournie par l'éther, et la cristallisation, toujours plus abondante, donne des cristaux plus volumineux et plus réguliers.

4° *Récipient dans lequel est obtenue l'action de la benzine.*

J'emploie pour cet usage un petit appareil de mon invention qui consiste en une éprouvette en verre, se terminant à une de ses extrémités en forme de cône, se prolongeant lui-même en tube étroit, effilé par le bout libre, muni d'un robinet vers sa partie moyenne (fig. II).

L'ouverture large de cette éprouvette se ferme avec un bon bouchon de liège et l'occlusion est rendue parfaite par un capsule de coutchouc surajoutée.

L'avantage de cet instrument sur un simple flacon employé dans le procédé d'Hoppe-Seyler, consiste dans la facilité qu'il donne pour évacuer la solution d'hémoglobine obtenue sans recourir au siphon, moyen très imparfait dont nous avons déjà indiqué les inconvénients.

Le cruor lavé étant obtenu, je l'évacue de l'appareil à lavage dans cette éprouvette le robinet fermé, j'ajoute un volume d'eau distillée égal à celui du cruor et le cinquième du volume total de benzine pure.

Les trois liquides ne sont pas mélangés si l'on a pris quelques précautions et sont superposés par ordre de densité. Il vaut mieux, en effet, ne diluer le cruor par l'eau qu'en présence de la benzine. On bouche alors et mélange le tout en agitant vivement l'éprouvette pendant cinq minutes. Par cette agitation, la benzine met en liberté l'hémoglobine. Il se forme une émulsion de benzine et d'hémoglobine, unie aux stromas qui donne un liquide opaque, épais, uniformément coloré en rouge vermillon.

J'abandonne le produit dans l'éprouvette à une température qui ne doit pas dépasser 8°, mais n'être pas inférieure à 4°, car la benzine se solidifierait. Si la température extérieure est élevée, on obtient le résultat voulu en plongeant l'éprouvette dans de l'eau où l'on met quelques morceaux de glace de temps en temps.

Après 24 heures, le liquide s'est séparé en trois couches, l'une inférieure d'hémoglobine en solution aqueuse d'un rouge vermillon ; l'une moyenne un peu plus terne d'hémoglobine dans laquelle nagent les stromas plus ratatinés que par l'action de l'éther, mais cependant bien reconnaissables au microscope ; la troisième de benzine émulsionnée, en gouttelettes fines, contenant les matières grasses et une petite quantité de matière colorante retenue avec elles.

Quand on opère sur du sang de chien, on trouve déjà quelques cristaux d'hémoglobine mélangés dans ces diverses couches. Débouchant l'éprouvette et ouvrant le robinet, j'évacue lentement la couche inférieure. On peut même évacuer la couche intermédiaire où flottent les stromas, car on s'en débarrassera plus tard, ainsi que nous allons l'indiquer. La séparation des diverses couches peut être faite avec la plus grande facilité, en fermant le robinet une fois que le liquide d'une couche a passé et que celui de l'autre commence à s'engager dans le tube étroit qui porte le robinet, puis en le rouvrant pour amener la suivante dans un autre récipient.

5° *Procédé à suivre pour la cristallisation et la purification de l'hémoglobine.*

Le procédé employé par Hoppe-Seyler est excellent à la condition qu'on y ajoute une opération que j'ai indiquée le premier d'une façon méthodique : l'oxydation totale de l'hémoglobine.

Pour la première cristallisation nous suivons exactement la manière de faire de cet observateur, c'est-à-dire que nous provoquons la formation des cristaux par le mélange de la solution avec un cinquième de son volume d'alcool absolu et par l'abaissement de la température du mélange à 10° ou 12° au-dessous de zéro.

Nous pourrions chercher à obtenir la cristallisation sans addition d'alcool, mais elle n'est jamais ainsi aussi abondante et aussi parfaite.

Le procédé de la cristallisation par l'alcool a été récemment combattue par Nencki (1), qui prétend que ce réactif transforme l'hémoglobine en un produit d'altération, la parahémoglobine, même en l'employant dans les proportions indiquées par Hoppe-Seyler. Ce dernier a réfuté cette allégation. La parfaite identité de forme cristalline, de propriétés optiques, de solubilité de l'oxyhémoglobine obtenue en cristaux avec ou sans alcool démontre l'inanité de cette assertion.

A) *Addition d'alcool et filtration.* — L'alcool doit être ajouté avec précaution en raison de son action altérante sur

(1) Nencki. *Arch. f. expérim. pathol. und physiol.*, 1886, Bd. XX, Heft 5 et 6, p. 332.

l'hémoglobine quand il est concentré. On doit avoir mesuré exactement le volume de la solution d'hémoglobine au moyen d'une éprouvette graduée. L'alcool n'y est pas ajouté brusquement. Il est introduit goutte à goutte au moyen d'une pipette graduée, ce qui permet d'apprécier rigoureusement le volume employé.

A chaque goutte qui tombe, on agite vivement la solution avec une baguette de verre pour le diffuser et éviter qu'il agisse à l'état de concentration ou que dans sa combinaison avec l'eau de la solution la température s'élève.

Les deux liquides doivent être à une température basse, voisine de 0°.

Hoppe-Seyler emploie l'alcool à 90° et en met un quart du volume de la solution, je préfère l'alcool absolu qui me donne plus de garanties de pureté et ne contient jamais aucune trace d'acide acétique, aussi ne puis-je en mettre plus d'un cinquième. Une proportion plus forte amène la dissociation de la matière colorante en hématine et albuminoïde ainsi que l'a très bien indiqué cet auteur.

Dans mon procédé je fais précéder la filtration de la solution de l'addition d'alcool. En effet, j'ai dit que j'utilisais la couche où flottent les stromas. Il importe de l'en débarrasser. La benzine les avait déjà modifiés assez pour qu'ils restent sur le filtre, mais l'alcool leur donne encore mieux la rigidité nécessaire pour qu'ils ne puissent pas passer à travers les pores du papier. La filtration, toujours lente, se fera dans l'appareil que j'ai imaginé pour opérer à 0°, et que je décrirai plus loin.

B) *Réfrigération.* — La solution d'hémoglobine alcoolisée est mise dans un vase plat de façon à ne pas dépasser la hauteur de 1 cent. 1/2. Le vase que j'ai trouvé le meilleur pour ce but est un ustensile de cuisine peu profond, à couvercle, en tôle émaillée de 25 cent. de diamètre. Ce vase est placé dans un baquet peu élevé en bois à parois de 5 cent. d'épaisseur que j'ai fait construire dans ce but. On place au-dessous du vase, et autour de lui dans le baquet, de la glace en fragments du volume d'une noix, et même d'un œuf pour le pourtour, en mélangeant la glace avec à peu près le cinquième de son volume de gros sel en fragments un peu volumineux.

Tous ces détails ont leur importance. La glace pilée généralement indiquée et le sel fin ne remplissent pas aussi bien le but, la fusion étant trop rapide et se faisant avant qu'on ait bien installé l'appareil. Le couvercle du vase et la glace elle-même sont recouverts de plusieurs doubles d'étoffe de laine et le baquet fermé par un couvercle en bois.

Grâce à ces précautions, je maintiens la solution d'hémoglobine à — 12° ou — 13° pendant 8 à 10 heures, et même beaucoup plus si la température extérieure est basse. Elle se solidifie en un bloc rouge par congélation.

La température s'élève assez lentement après la fusion du mélange pour qu'au bout de 12 à 18 heures nous trouvions encore la solution congelée, même avec une température extérieure de + 12° à + 16°, et plus longtemps si l'air extérieur est plus froid.

Ce maintien prolongé de l'hémoglobine à une température excessivement basse est une condition essentielle pour obtenir une bonne cristallisation, ainsi que l'a démontré Rollet. La cristallisation est même plus abondante si l'on renouvelle la congélation une seconde fois, et même une troisième fois. Hoppe-Seyler a, en effet, indiqué que les cristaux sont d'autant plus beaux et abondants qu'on a congelé et dégelé un bien plus grand nombre de fois. La cristallisation s'opère au moment où l'hémoglobine congelée redevient liquide.

c) *Recristallisation de l'hémoglobine.* — La masse cristalline obtenue par la première opération est formée de cristaux de dimensions variables, quelques-uns courts, d'autres longs, de largeur très variable, à forme nette, mais presque tous terminés par une extrémité irrégulière comme si on les avait brisés, d'autres sont frangés ou fendus. Ils restent mélangés à quelques débris de stromas qui leur adhèrent et ont empêché plus ou moins leur formation parfaite. Ils forment une couche rouge vermillon un peu terne, comme villeuse à sa surface. Le liquide qui surnage est encore plus ou moins coloré, parfois presque décoloré surtout pour l'hémoglobine de chien. Il est facile de le verser et de mettre avec une spatule sur un filtre sans pli l'hémoglobine et la laisser égoutter.

Il est beaucoup préférable en raison du passage lent du liquide d'employer un filtre formé d'un cône de toile un peu claire.

Si la température extérieure est basse, cette filtration peut se faire sans précaution spéciale, l'hémoglobine étant préservée contre l'altération par la petite quantité d'alcool dilué qui reste interposée, car à l'état de dilution l'alcool la conserve au lieu de la décomposer. Si elle est élevée, il faut égoutter l'hémoglobine à 0° dans un appareil que j'ai imaginé et qui se compose d'une allonge très large entrant dans le col d'une cloche tubulée renversée, hermétiquement bouchée par de la paraffine fondue autour du point de jonction avec l'allonge (fig. III).

Cet appareil est placé sur l'ouverture d'un vase à précipiter. Dans la cloche on met de la glace et le cône de toile est placé dans l'intérieur de l'allonge.

On y introduit l'hémoglobine humide qui peut ainsi s'égoutter à 0°.

Hoppe-Seyler et Zinoffsky recommandent de la laver sur le filtre avec de l'eau glacée qu'on peut alcooliser au 5e.

La lenteur de la filtration du liquide rend ce lavage trop long et il devient inutile si l'on fait recristalliser trois fois.

Pour effectuer la recristallisation, on dissout l'hémoglobine égouttée dans de l'eau à 35°. On met exactement la quantité d'eau nécessaire pour dissoudre complètement l'hémoglobine. En ne dépassant pas 40° et en procédant rapidement on ne l'altère pas. La solution rapidement refroidie à 0° est additionnée de 1/5e en volume d'alcool absolu. On met au mélange réfrigérant et procède comme précédemment. Une troisième cristallisation et même une quatrième pour le sang de cheval traité sans lavage sont opérées de même avec les cristaux obtenus par la deuxième, mais auparavant on doit procéder à une opération préalable.

D) *Oxydation de l'hémoglobine.* — Avant la dernière cristallisation je fais subir à l'hémoglobine un traitement qui, à mon avis, a une très grande importance pour arriver à obtenir un produit qui présente au maximum le caractère de fixité dans la composition absolument nécessaire pour l'étude de ses propriétés chimiques et de son rôle physiologique, et nécessaire également pour sa purification. Cette opération consiste dans l'oxydation du produit de façon à ce qu'il ne soit mélangé d'aucune trace d'hémoglobine réduite. On a depuis longtemps remarqué que l'oxygène de l'air favorisait la cristallisation de l'hémoglobine et on a conseillé d'oxygéner le sang dont on la retire par l'agitation à l'air. Cela est tout à fait insuffisant, alors même qu'on emploie du sang artériel et à plus forte raison si l'on se sert du sang mixte ou du sang veineux. Dans tous les cas, même après agitation prolongée à l'air, l'hémoglobine cristallisée obtenue est un mélange d'oxyhémoglobine et d'hémoglobine réduite, la proportion de cette dernière est beaucoup plus grande si l'on s'est servi du sang veineux ou non agité, elle est encore notable dans les cas contraires.

La preuve d'une quantité variable d'hémoglobine réduite mélangée à l'oxyhémoglobine est donnée par ce fait que la couleur du produit est beaucoup plus sombre quand on se sert du sang mixte et surtout veineux et pour l'hémoglobine artérielle que le produit est d'une couleur beaucoup plus vive quand avant la dernière cristallisation on soumet le produit au traitement que nous allons indiquer.

Pour cette opération, nous nous servons de l'appareil suivant :

L'hémoglobine est introduite dans un flacon de volume variable suivant la quantité en préparation. Ce récipient à large ouverture porte un bouchon de caoutchouc à deux trous. Dans l'un des trous passe un tube coudé à angle droit, affleurant d'un côté le bouchon, en communication de l'autre avec une trompe aspiratrice fixée à un robinet d'eau s'écoulant sous pression. Dans l'autre trou est introduite la plus longue branche d'un tube deux fois recourbé à angle droit, qui par cette extrémité plonge jusqu'au fond du flacon contenant l'hémoglobine en solution, et par la branche plus courte est en communication à travers un bouchon de caoutchouc qu'il affleure avec une des ouvertures d'un flacon à deux tubulures contenant de l'eau distillée en quantité assez grande pour occuper les trois quarts de sa hauteur.

Ce flacon est lui-même en communication au niveau de sa seconde tubulure à travers un bouchon de caoutchouc par la longue branche d'un autre tube deux fois recourbé à angle droit qui plonge par cette longue branche jusqu'au fond de l'eau distillée, avec un second flacon à deux tubulures aux trois quarts rempli d'une solution concentrée de potasse. L'autre tubulure de ce dernier flacon est traversée par un dernier tube qui d'un côté plonge près du fond de la solution de potasse, de l'autre est en libre communication avec l'air extérieur (fig. IV).

L'air aspiré par la trompe à travers la potasse où il laisse son acide carbonique et les autres impuretés qu'il peut contenir, passe dans le flacon laveur où il achève de se purifier, puis dans l'hémoglobine.

Tous les flacons exactement lutés sont plongés dans des vases contenant de la glace, de telle façon que la solution d'hémoglobine, l'eau du flacon laveur et la potasse sont à 0° et que l'air se refroidit en passant à travers tous ces liquides.

On laisse passer le courant d'air pendant huit à dix heures pour une solution d'hémoglobine d'un litre, et plus longtemps si son volume est supérieur.

L'oxydation de l'hémoglobine se fait dans les meilleures conditions pour éviter son altération, c'est-à-dire à 0° et par un air absolument dépourvu de toute impureté pouvant l'altérer.

La solution ayant absorbé tout l'oxygène nécessaire pour qu'elle ne contienne plus d'hémoglobine réduite est alors soumise à la dernière cristallisation. Si l'on veut obtenir les plus beaux cristaux possibles, il faut ajouter un peu plus d'eau à cette dernière solution qu'aux précédentes (un tiers en plus environ), car les cristallisations sont moins parfaites dans les solutions concentrées.

L'oxydation est opérée seulement avant la dernière cristallisation, parce qu'il faut agir sur de l'hémoglobine déjà très pure, les corps étrangers qu'elle pourrait contenir et surtout les albuminoïdes favorisant son altération au contact de l'oxygène.

Pendant le passage de l'air, si la solution est un peu concentrée, il se forme déjà des cristaux d'oxyhémoglobine d'un rouge très vif au fond de la solution ; mais pour que la cristallisation soit abondante, il faut comme dans les opérations précédentes traiter la solution par un cinquième d'alcool et par la réfrigération.

L'oxyhémoglobine recueillie doit être desséchée avec des soins particuliers avant d'être soumise aux diverses expérimentations nécessaires pour apprécier exactement sa composition et son rôle physiologique et pour établir son dosage sur des bases irréprochables.

Nous renverrons à des communications ultérieures l'exposé des procédés à employer dans ce but, qu'on ne peut séparer de l'étude de sa composition. Nous espérons aussi indiquer bientôt les modifications à apporter au procédé pour son application à l'hémoglobine humaine.

Si nous complétons maintenant en quelques mots la comparaison de notre procédé avec celui d'Hoppe-Seyler, nous dirons que nous regardons le premier comme préférable :

1° D'abord par la substitution de notre appareil à lavage à nn vase de forme quelconque, ce qui dispense de l'usage du siphon, mauvais moyen de séparation, puis par la substitution du sulfate de soude à 2 °/₀ au chlorure de sodium pour le sang de chien et d'homme.

2° Par l'emploi de l'éprouvette à robinet pour le mélange du cruor avec le liquide destiné à faire diffuser l'hémoglobine, ce qui dispense également du siphon ou de la pipette.

3° Par la substitution à l'éther de la benzine dont les avantages ont été surabondamment démontrés ;

4° Par la filtration consécutive à l'addition de l'alcool comme moyen plus sûr de séparer les stromas.

5° Par l'oxydation complète de l'hémoglobine avant la dernière cristallisation.

Le procédé d'Hoppe-Seyler peut d'ailleurs recevoir les perfectionnements de manipulation que j'ai indiqués dans ma méthode qui peuvent très bien être employés en se servant de l'éther. On obtient par ce procédé de très belles cristallisations, mais moins de garanties de pureté qu'avec la benzine qui me donne toujours des cristaux plus abondants et plus parfaits.

Je veux encore en terminant insister sur une particularité déjà mentionnée, mais qui a son intérêt.

Quel que soit le corps employé pour amener le départ de l'hémoglobine, quand on emploie les proportions indiquées, le stroma n'est nullement désorganisé. L'hémoglobine, absolument insoluble dans l'éther ou la benzine, se dissout dans l'eau et le quitte en le laissant seulement plissé et comme flétri.

Si l'on n'avait pas mis d'eau ou agité trop peu de temps ou trop faiblement, il se passe avec les sangs très cristallisables, comme celui du chien, un phénomène signalé par Preyer et Beale, et que j'ai pu vérifier et étudier plus complètement que ces auteurs.

L'hémoglobine se sépare bien de la trame des stromas, mais elle ne les quitte pas et cristallise dans leur intérieur en petits prismes courts dont chacun occupe un globule.

Ces prismes apparaissent au microscope coiffés de la substance des stromas que chaque cristal a repoussée devant lui pour se former.

Dans quelques globules le prisme s'est un peu recourbé suivant son axe en raison de l'élasticité de l'hémoglobine et de la résistance du stroma.

Certains prismes plus longs que les autres et mieux formés ont atteint dans une de mes préparations 2 centièmes de millimètre de long et étaient libres, mais coiffés à leurs extrémités des débris du stroma en forme de calottes.

On doit éviter ce phénomène qui n'a qu'un intérêt de curiosité et ajouter pour cela la proportion d'eau indiquée.

La cristallisation opérée dans les meilleures conditions possibles m'a donné des prismes de 2 à 3 1/2 millim. de long. Une seule fois, j'ai obtenu avec le sang de cheval un prisme de 6 millimètres de long, d'un rouge intense, qui s'est brisé en le séparant de la paroi du vase à laquelle il adhérait.

Nous avons vu que dans le procédé de la benzine, les stromas se trouvaient dans une couche de la solution intermédiaire à l'émulsion de benzine et à la solution pure d'hémoglobine.

Dans le procédé de l'éther, ces stromas restent mélangés à ce liquide émulsionné formant un magma gélatineux coloré en rose par un peu d'hémoglobine.

Nous verrons ultérieurement le parti qu'on peut en tirer pour l'étude et la préparation de la globuline.

Appareils pour la préparation de l'oxyhémoglobine par le procédé de M. MAYET.

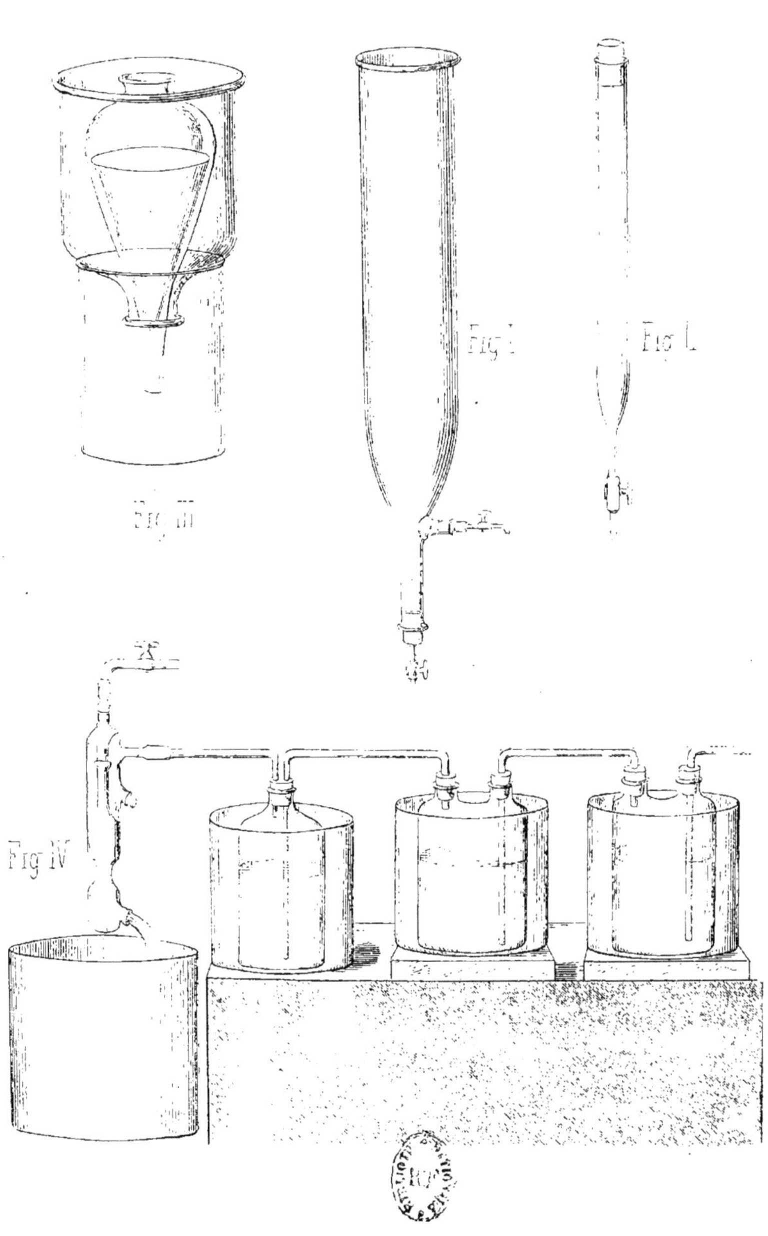

BIBLIOTHEQUE NATIONALE DE FRANCE
3 7531 03086803 9